BEI GRIN MACHT SICH IHR WISSEN BEZAHLT

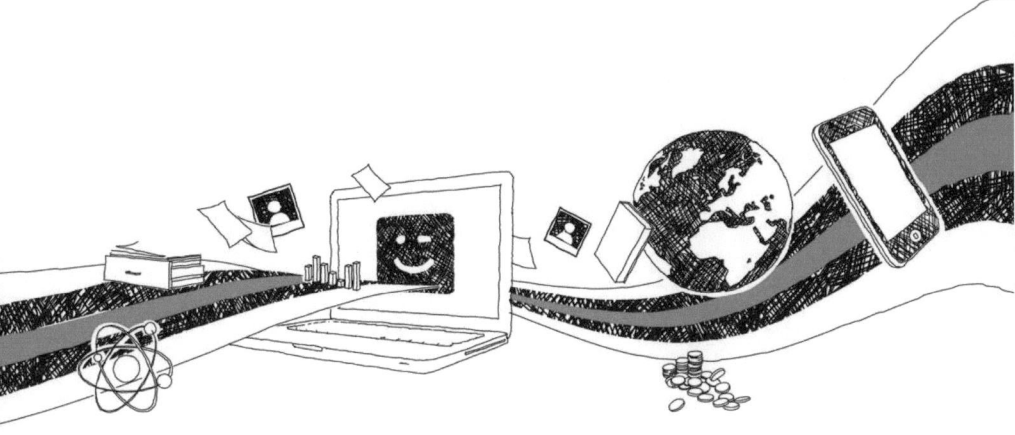

- Wir veröffentlichen Ihre Hausarbeit, Bachelor- und Masterarbeit

- Ihr eigenes eBook und Buch - weltweit in allen wichtigen Shops

- Verdienen Sie an jedem Verkauf

Jetzt bei www.GRIN.com hochladen und kostenlos publizieren

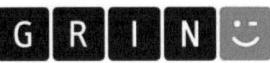

Lehrkräfte als Risikogruppe. Gesundheitsfördernde Maßnahmen zur Prävention psychischer Erkrankungen

Berufliche Belastung von Lehrkräften

Susanne Steinhauser

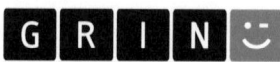

Bibliografische Information der Deutschen Nationalbibliothek:

Die Deutsche Nationalbibliothek verzeichnet diese Publikation in der Deutschen Nationalbibliografie; detaillierte bibliografische Daten sind im Internet über http://dnb.d-nb.de abrufbar.

ISBN: 9783346488053
Dieses Buch ist auch als E-Book erhältlich.

© GRIN Publishing GmbH
Nymphenburger Straße 86
80636 München

Alle Rechte vorbehalten

Druck und Bindung: Books on Demand GmbH, Norderstedt Germany
Gedruckt auf säurefreiem Papier aus verantwortungsvollen Quellen

Das vorliegende Werk wurde sorgfältig erarbeitet. Dennoch übernehmen Autoren und Verlag für die Richtigkeit von Angaben, Hinweisen, Links und Ratschlägen sowie eventuelle Druckfehler keine Haftung.

Das Buch bei GRIN: https://www.grin.com/document/1118621

Verfasst im Rahmen des Seminars

401.072 Management in Erziehungs- und Bildungsorganisationen

Berufliche Belastung von Lehrkräften

Lehrkräfte als Risikogruppe. Gesundheitsfördernde Maßnahmen zur Prävention psychischer Erkrankungen

Verfasst von: Susanne Steinhauser

Institut für Erziehungs- und Bildungswissenschaft

Karl-Franzens-Universität

Graz, 03.05.2020

Inhaltsverzeichnis

Einleitung

Berichte über Lehrerinnen und Lehrer, welche von einer stetigen beruflichen Belastung sprechen, häufen sich speziell seit einigen Jahren an. Laut einem Artikel der *WirtschaftsWoche* setzt den Lehrkräften vor allem auch der richtige Umgang mit dem geforderten inklusiven Schulsystem zu. Dabei wird speziell über die Zusammensetzung der verhaltensauffälligen Kinder in inklusiven Schulklassen geklagt. Zusatzlehrkräfte, welche speziell für sonderpädagogische Zwecke oder als Unterstützung eingesetzt wurden, werden zu rarer Ware. Laut jenem Artikel ist die vorherrschende Situation in Hamburger Inklusionsklassen, dass Lehrkräfte ohne jegliche Hilfslehrkräfte unterrichten müssen. Genannte Situation würde nicht nur eine psychische Belastung der betroffenen Lehrkraft darstellen, sondern folglich auch zu einer Verschlechterung der schulischen Leistungen führen (vgl. Knauß 2013, o.S.). Doch ist jene beklagte Überforderung nicht nur der Inklusion beeinträchtigter oder verhaltensauffälliger Kinder zuzuschreiben. Die oft fehlende Ausbildung, mit Augenmerk auf inklusive Inhalte, stellt in der heutigen Zeit eine Hürde da, welche kaum aufzuholen scheint. In den letzten Jahren wurden daher immer wieder Modelle für eine neue LehrerInnenausbildung entwickelt, welche die Lehrkräfte von morgen bestens auf eine Pädagogik der Vielfalt vorbereiten sollten. Beispielsweise erläutert Holzinger et.al., im Nationalen Bildungsbericht, die Kompetenzen, über welche eine Lehrkraft in einem inklusiven Bildungssystem verfügen sollte. Auch wird hierbei der Anstoß gegeben, Angebote zu inklusiven Weiterbildungen längerfristig zu gestalten und jene auch aktiv zu nützen (vgl. Holzinger et.al. 2018, S. 66ff.).

In einem weiteren Zeitungsartikel wird erwähnt, dass die SchülerInnen selbst ein großes Problem für die Lehrkräfte darstellen. Neben der oft zusätzlichen Aufgabe, der Betreuung beeinträchtigter Kinder, stellen die individuellen und neuartigen Bedürfnisse der Kinder eine Problematik dar. Es wird erwähnt, dass neben dem herrschenden LehrerInnenmangel die Aufgabe der Erziehung in die Hände der Lehrkräfte gelegt wird. Im Gegensatz zu früheren Zeiten hätten die Eltern nicht mehr die nötige Zeit für die Erziehung ihrer Kinder, sodass jene Aufgabe von den Lehrkräften bewältigt werden müsste. Auch würde den Eltern die Zeit zum Üben mit den Kindern fehlen, sodass auch jene Aufgabe in der Schule erledigt werden müsste (vgl. Lommer 2019, o.S.). In einem alarmierenden Bericht aus *Der Standard* geht hervor, dass laut einer ARGE Burnout-Studie, die Berufsgruppe der Lehrerschaft die größte Risikogruppe darstelle. Lehrkräfte würden sich nach Angaben jenes Artikels vor allem aufgrund der vorherrschenden Aggressionen zwischen den SchülerInnen und der mangelnden Ressourcen belastet fühlen (vgl. Der Standard 2019, o.S.).

Um genannten psychischen Belastungen und in Folge dessen psychischer Erkrankungen vorzubeugen, gilt die Gesundheitsförderung von LehrerInnen als fundamentaler Grundstein einer erfolgreichen Unterrichtsgestaltung. Lehrkräfte können den hohen Erwartungen der Gesellschaft und der Eltern nur in gutem gesundheitlichem Zustand gerecht werden. Psychische Belastungen hemmen nicht nur die Lehrperson an sich, sondern gefährden auch die schulische Leistung und kognitive Entwicklung der SchülerInnen. Des Weiteren besteht die Gefahr, dass bei zu hoher Belastung die Lehrkraft über einen längeren Zeitraum ausfällt, was wiederrum weitere negative Konsequenzen mit sich bringen würde. Diverse Stressoren können zu einem beruflichen Unbehagen führen, welches sich auf den gesundheitlichen Zustand der betroffenen Person im negativen Sinne auswirkt. Burnout gilt als ein bekanntes Syndrom, welche speziell durch Überbelastung am Arbeitsplatz auslöst wird und sich mittels unterschiedlicher Symptome ausdrückt. Als besonders betroffen gelten Personen, welche im Sozialbereich tätig sind (vgl. Klusmann/Waschke 2018, S. 12ff.). Broschüren, Schnelltests und aufgezeigte Strategien, beispielsweise von der Gebietskrankenkasse, sollen bei Burnout-Symptomen helfen oder zumindest Klarheit verschaffen. Allerdings gelten jene Verfahren nur als bloße Behandlung und Klärung eines bereits bestehenden Burnout-Syndroms. Vorbeugende Maßnahmen, wie Stressprävention oder das Konzept der gesundheitsfördernden Schule könnten maßgeblich zur Burnout-Vermeidung beitragen. Unter der gesundheitsfördernden Schule versteht man ein Konzept, welches geeignete Bedingungen für SchülerInnen und LehrerInnen schaffen soll, sodass ein hoher Grad an Wohlbefinden erreicht werden kann. Dazu gehören beispielsweise zur Verfügung gestellte Ruheräume und diverse andere Vorgehensweisen, welche eine Stressprävention garantieren sollen (vgl. Thal 2012, S. 71ff.).

Der folgende Artikel soll nun speziell psychische Belastungen und das Burnout-Syndrom in Bezug auf Lehrkräfte im österreichischen Schulsystem und deren Gesundheit beleuchten. Aufgrund der immer wiederkehrenden Thematik und der Vielzahl an Artikeln zu jener Problematik, erfolgt in jenem Artikel eine komprimierte Übersicht über Fakten, Zahlen und mögliche Lösungswege, welche mittels der Gesundheitsförderung in Betrieben angestrebt werden könnten. Kapitel zu unterschiedlichen Thematiken sollen helfen, am Schluss jenes Artikels, einige problemlösende Handlungen und Vorgehensweisen aufzubereiten und die Dringlichkeit der vorliegenden Thematik zu verdeutlichen.

„Die Gesundheit ist zwar nicht alles, aber ohne Gesundheit ist alles nichts"

(Neuner 2012, S. 2).

Begrifflichkeiten

Um sich dem Gebiet der LehrerInnengesundheit zu nähern, gilt es einige fundamentale Begriffe zu kennen. Trotz der alltäglichen Verwendung von Begrifflichkeiten, wie Gesundheit, Belastung oder berufliche Belastung, ist die wissenschaftliche Definition und die maßgebliche Bedeutung jener Begriffe oftmals unklar. Aufgrund dessen und aus Gründen der Verständlichkeit erfolgt nun jeweils eine kurze Deskription elementarer Begriffe, welche im weiteren Sinne in diesem Artikel Gebrauch finden werden.

Gesundheit

Um beruflicher Belastung und gesundheitsbeeinträchtigenden Verhältnissen am Arbeitsplatz auf den Grund zu gehen, steht als vorrangiges Ziel den Gesundheitsbegriff im Allgemeinen zu kennen und sich dessen Definition bewusst zu sein. Individuelle Alltagsvorstellungen von Gesundheit überschneiden sich oftmals mit der Definition, welche in wissenschaftlichen Kreisen meist an Verwendung findet. Hierzu erfolgt ein Überblick über den Gesundheitsbegriff der Weltgesundheitsorganisation (WHO), welcher in den meisten literarischen Werken und politischen Diskursen angewandt wird.

Laut der ersten Satzung der WHO ist Gesundheit folgendermaßen definiert: „Health is a state of complete physical, mental and social well-being and not merely the absence of disease or infirmity" (WHO 1946, S. 1). Folglich steht die Gesundheit in enger Verbindung mit dem Wohlbefinden und ist nicht nur aufgrund des Fehlens einer Krankheit zu kategorisieren.

Die Ottawa-Charter, eine internationale Konferenz der WHO im Jahr 1986, nahm sich zur Aufgabe, über gesundheitsfördernde Mittel, beziehungsweise Ressourcen und folglich über die allgemeine Verbesserung der gesundheitlichen Bedingungen zu diskutieren. Im Zuge der Ottawa-Charter wurden daher auch grundlegende Elemente des menschlichen Lebens, wie Bildung, Ernährung, Chancengleichheit oder auch Einkommen diskutiert. Laut der WHO würde die Verbesserung der einzelnen Elemente zu einer erhöhten Lebensqualität an sich führen und folglich die Gesundheit im positiven Sinne beeinflussen (vgl. WHO 1986, S. 1f.).

Belastung

Um überhaupt von der psychischen Belastung von Lehrkräften sprechen zu können, ist die Definition des Begriffes „Belastung" nötig, da jener Begriff ein breitgefächertes Bedeutungsmuster enthält. Laut Eva Bamberg wird der Begriff der Belastung oftmals im alltäglichen Sprachgebrauch mit dem Begriff der Last assoziiert. In wissenschaftlichen Kontexten ist die Belastung jedoch in anderer Hinsicht eingebettet (vgl. Bamberg 2000, S. 45). Hierbei spricht man vor allem von der psychischen Belastung, welche laut dem Lexikon für Psychologie wie folgt definiert ist: „[…] als die Gesamtheit aller erfassbaren Einflüsse, die von außen auf den Menschen zukommen und psych. auf ihn einwirken" (Seiferling 2020, o.S.). „Belastung" stellt in seiner Definition und in dessen Existenz einige Probleme dar, welche in wissenschaftlichen Kreisen im Diskurs stehen. Beispielsweise ist der Belastungsbegriff im Alltag meist mit negativen Gefühlen behaftet, wohingegen in der Forschung nach einem neutralem Belastungsbegriff gesucht wird. Aufgrund der weitverbreiteten negativen Assoziation mit jenem Begriff, wird in wissenschaftlichen Definitionen auch der negative Aspekt zur Klärung jenes Begriffes hinzugezogen. Ein weiteres Verständigungsproblem liegt in der Verwendung von Synonymen, wie beispielsweise das Synonym „Stressor", welches laut Bamberg nicht als fehlerhaft deklariert ist, jedoch im Vorhinein Erwähnung finden sollte. In der Belastung- und Stressforschung wird im speziellen nach Gründen für die Entstehung nach Stress und Belastung gesucht. Demnach gelten vor allem individuelle Bewältigungsprozesse und Situationsbewertungen als wesentliche Merkmale von Stressauslösern. Die Bewältigung belastender Situationen ist situativ und gilt daher als eine individuelle Krise, welche positive oder negative Resultate mit sich ziehen kann (vgl. Bamberg 2000, S. 45f.).

Berufliche Belastung

Laut dem öffentlichen Gesundheitsportal Österreich, herausgegeben vom Bundesministerium, kann die ausübende berufliche Tätigkeit zu zahlreichen Einschränkungen des Wohlbefindens und folglich der Gesundheit führen. Potenzielle Auslöser für ein gesundheitsgefährdendes Arbeitsverhältnis sind beispielsweise die fehlende berufliche Kompetenz, ein belastendes Arbeitsumfeld oder auch Über- oder Unterforderung. Sowohl physische, als auch psychische Belastungen können aufgrund des Arbeitsplatzes entstehen. Faktoren wie Hitze und Kälte, Strahlung oder auch Lärm, ein wichtiger Stichpunkt für spätere Beeinträchtigungen im Lehrberuf, können körperliche Beschwerden hervorrufen oder verstärken. Als wesentlich belastender gelten jedoch psychische Beschwerden, welche Angst, Aggression oder Furcht auslösen können. Jene resultieren meist aufgrund von Arbeitsstress, zu hohem Druck oder unklaren Anweisungen im Berufsfeld. Laut dem Bundesministerium sind unter anderem Atemwegserkrankungen, Muskelerkrankungen und psychische Krankheiten eine der am stärksten auftretenden Resultate eines belastenden Arbeitsumfeldes (vgl. Bundesministerium für Soziales, Gesundheit, Pflege und Konsumentenschutz 2018, o.S.).

Das Arbeitsschutzgesetz soll ArbeitnehmerInnen helfen, von genannten Belastungen verschont zu bleiben. Sowohl physische, als auch psychische Krankheiten sollen mittels

4

Arbeitsschutzgesetz verhindert werden. Dabei soll garantiert werden, dass ArbeitergeberInnen auf die Gesundheit ihrer MitarbeiterInnen achten und sichere Arbeitsbedingungen für jene zur Verfügung stellen. ArbeitgeberInnen haben somit die Pflicht, sämtliche Mittel zur Gefahrenverhütung bereitzustellen (vgl. RIS 2020, o.S.). „Unter Gefahren im Sinne dieses Bundesgesetzes sind arbeitsbedingte physische und psychische Belastungen zu verstehen, die zu Fehlbeanspruchungen führen" (RIS 2020, o.S.).

LeherInnengesundheit

Im *Handbuch Lehrergesundheit*, welches unter anderem von einer deutschen Krankenkasse herausgegeben wurde, wird sich speziell der Lebensqualität von Lehrkräften gewidmet. Gesunde Lehrkräfte gelten als elementarer Baustein eines funktionierenden Schulsystems. Befunde und Studien der letzten Jahre geben jedoch Grund zur Sorge, da neben ansteigenden Fehlzeiten auch bewiesenermaßen die Lebenszufriedenheit von Lehrkräften sinkt. Eine wenig zufriedenstellende Lebensqualität wirkt sich negativ auf Schülerinnen und Schüler aus. Deshalb ist die Dringlichkeit der gesundheitlichen Förderung im Lehrberuf ein wesentliches Merkmal zur Möglichkeit der Verbesserung des Schulsystems (vgl. Schumacher/Nieskens 2012, S. 5f.). „Somit ist die Lehrergesundheit nicht nur ein persönliches, sondern auch ein schulisch und bildungspolitisch relevantes Thema" (Klusmann/Waschke 2018, S. 8). Forschungen, speziell zur LehrerInnengesundheit, unternahmen den Versuch gleichsame Verhaltensmuster in der Krankheitsentwicklung festzustellen. Allerdings wurde festgestellt, dass es keinen konkreten Krankheitsverlauf gibt, der für alle Lehrkräfte in gleichermaßen Gültigkeit besitzt. Nach Klusmann und Waschke spielen daher vor allem die individuelle Belastbarkeit, Bewältigungsstrategien und die persönliche Einstellung eine große Rolle bei der LehrerInnengesundheit (vgl. Klusmann/Waschke 2018, S. 8f.).

Studien zur Gesundheit von Lehrkräften gab es bereits im 20. Jahrhundert und gelten somit als keine Seltenheit. Ein Merkmal, was den meisten der Forschungen gemeinsam ist, sind die negativen Resultate der erhaltenen Ergebnisse. Laut Schaarschmidt ist ein wesentlicher Aspekt jener Forschungen, dass die Lehrerschaft nicht vom Standpunkt der Risikogruppe wegkommt. Allerdings gilt zu erwähnen, dass nicht alle Lehrkräfte an psychischen Problemen oder an Überbelastung leiden. Aufgrund der individuellen Bewältigungsstrategien erfahren Lehrpersonen auch individuelle Situationen und Arbeitsbedingungen. Mit Hilfe jener Erkenntnis kam es in der LehrerInnengesundheitsforschung zu einem Richtungswechsel. Vielmehr liegt das Augenmerk nun in der Forschung individueller Bewältigungsstrategien derjenigen, welche im

Lehrberuf als unbelastet gelten, um potenziell problemlösende Vorgehensweisen zu erforschen (vgl. Schaarschmidt 2005, S. 19).

Ermittlung psychischer Belastung im Lehrberuf

Die Messung psychischer Belastungen gilt auch in heutiger Zeit noch als äußerst problematisch. Einheitliche und wissenschaftlich belegte Messverfahren von der gesamten psychischen Verfassung, sind laut Böckelmann und Seibt nicht existent. Messbare Werte sind jedoch unterschiedliche Komponenten, welche zur psychischen Gesundheit beitragen, worauf man auf jene schließen kann. Das Erhebungsinstrument kann hierbei vielseitig sein. Sowohl beobachtende Techniken, als auch Fragebögen und Interviews können bei der Ermittlung psychischer Belastung eingesetzt werden (vgl. Böckelmann/Seibt 2011, 205ff.).

Laut Klusmann und Waschke gebe es, wie bereits erwähnt, keinen einheitlichen Krankheitsverlauf von Überbelastung bei Lehrkräften. Ein Phänomen, welches ein schnelles Eingreifen und folglich eine Verminderung der Belastung erwirken könnte. Allerdings entwickelten ForscherInnen der Freiburger Forschungsstelle für Arbeits- und Sozialmedizin einen auf LehrerInnen abgestimmten Fragebogen, der sogenannte „COPSOQ-Fragebogen", zur Ermittlung psychischer Belastungen. Jener Fragebogen wurde zuvor im Zuge eines Pretests eingesetzt, an welchem 402 Lehrkräfte teilnahmen. Ziel jener Studie war die Erprobung jenes Fragebogens, um diesen in Zukunft flächendeckender einzusetzen, wobei in Folge dessen in den Jahren 2008 und 2010 rund 100.000 Lehrkräfte daran teilnahmen. Dabei wurden speziell auf LehrerInnen abgestimmte Fragen gestellt. Zu den abgefragten Items zählten beispielsweise der Lärm im Unterricht, Erholungsmöglichkeiten und auch Konflikte mit Eltern (vgl. Nübling et.al. 2008, S. 312f.).

Burnout

Das Burnout-Syndrom ist nicht, wie im alltäglichen Gebrauch oft verwendet, eine psychische Erkrankung. Unter Burnout wird, laut Definition, ein Gefühl der Erschöpfung, welches gleichzeitig mit körperlichen und seelischen Beschwerden auftritt, verstanden. Betroffene Personen fühlen sich dabei ausgebrannt und überlastet. Sind jedoch bereits Symptome eines Burnout-Syndroms vorhanden, gilt es als sehr wahrscheinlich, dass die betroffene Person in weiterer Folge auch psychische Krankheiten erleidet. Aufgrund der Tatsache der Koexistenz von Burnout und psychischer Erkrankung, besteht meist die Schwierigkeit einer fehlerfreien Diagnose (vgl. Günthner/Batra 2012, S. 183). Der Begriff „Burnout" wurde erstmalig von Shakespeare im 16. Jahrhundert verwendet, wurde jedoch nicht mit den heute bekannten Burnout

Symptomen gleichgesetzt. In den 60er Jahren wurde das heute bekannte Phänomen in den USA als „Flame-out" bezeichnet. Ab dem Jahr 1961 wurde der Burnout-Begriff dann weitflächiger bekannt. Matthias Burisch, welcher sich speziell der Burnout-Thematik widmete, beschreibt das Burnout-Syndrom als kein neues Konzept. Er verweist auf ein Werk, welches 1901 verfasst wurde und in welchem jenes Syndrom bei einer literarischen Figur bereits ersichtlich sei, jedoch nicht namentlich benannt wurde. Des Weiteren weist er darauf hin, dass sogar in der Bibel Hinweise auf Burnout zu finden seien. Der Prophet Elias solle demnach an tiefer Verzweiflung leiden und aufgrund dessen in einen tiefen Schlaf verfallen (vgl. Burisch 2006, S. 3ff.).

Burnout bei Lehrkräften

Allgemein gelten die Lehrerschaft und überhaupt Personen im Gesundheitssektor als Ausgangpunkt des Burnout-Syndroms. In den Anfängen der Forschungen zu Burnout wurden speziell ehrenamtliche MitarbeiterInnen und allgemein Personen in Sozialberufen damit in Verbindung gebracht. Später weiteten sich die Studien auf Lehrkräfte, Pflegepersonal und auf weitere Personen im Gesundheits- und Sozialsektor aus (vgl. Burisch 2006, S. 5f.).

In den 80er Jahren des 20. Jahrhunderts wurden erstmalig Studien zum Thema der LehrerInnengesundheit im Zusammenhang mit dem Burnout-Syndrom angestrebt. Dabei kamen Resultate zum Vorschein, welche die Lehrerschaft als eine Risikogruppe für jene Überbelastung einschätzten. Dies wurde unter anderem damit gerechtfertigt, dass Lehrkräfte viel Energie geben, jedoch wenig zurückbekommen (vgl. Schaarschmidt 2005, S. 19). Die Broschüre zur Burnout-Prävention bei LehrerInnen, herausgegeben von der österreichischen Gesundheitskasse, gibt Aufschluss und Information über jenes Phänomen. Dabei werden drei Stadien eines Burnout-Syndroms beschrieben. Zu Beginn erfolgt die Erschöpfung aufgrund der Arbeitssituation. Danach kommt es zu einem sozialen Rückzug und darauffolgend eine Leistungsminderung. Des Weiteren ist in jener Broschüre ein Schnelltests zu finden, welcher rasche Klarheit bringen soll. Laut jener Broschüre sind Lehrkräfte auch deshalb so anfällig, da sie ihre Berufung als wichtig erachten und dementsprechend ernst nehmen. Auch das Engagement für den Beruf und Ehrgeiz gelten als riskante Merkmale. Der Lehrkraft würde trotz ihres Engagements, mittels externer Einflüsse, die Kraft geraubt werden. Lärm, Konflikte, verhaltensauffällige SchülerInnen oder negative Bemerkungen führen zu einer Verminderung der Energie und Motivation. Des Weiteren gibt die Broschüre Auskunft über mögliche Lösungsansätze und präventive Maßnahmen, welche in einem späteren Kapitel detaillierter beleuchtet werden (vgl. Österreichische Gesundheitskasse 2020, S. 3ff.).

Stress

„Nach wie vor scheidet jeder zweite Lehrer aufgrund psychischer bzw. psychosomatischer Problemkonstellationen vorzeitig aus dem Berufsleben aus" (Weiß/Kiel 2013, S. 348). Laut Weiß und Kiel gelten unter anderem die unstrukturierte Trennung von Arbeit und Privatleben als eine psychische Belastung im Lehrberuf. Rund 35% aller Lehrkräfte sollen demnach Burnout-Symptome aufweisen. Auch Depressionen gehören zu einer weitverbreiteten Krankheit bei Lehrkräften (vgl. Weiß/Kiel 2013, S. 349). Um einer potenziellen psychischen Krankheit oder Burnout entgegenzuwirken, gilt ein erfolgreiches Stressmanagement als erster Schritt zu einem verbesserten Gesundheitszustand.

Der Begriff „Stress" kann mit „Sich unter Druck setzen" oder „Anspannung" gleichgesetzt werden und gilt als sowohl positiv, als auch negativ. Je nach Individuum kann Stress zu anderen Auswirkungen führen. Es existiert nahezu kein Lebensbereich, in welchem „Stress" nicht auftreten kann. Ausgelöst von externen Einflüssen der jeweiligen Lebensbedingungen, wird von Person zu Person auf unterschiedlichste Weise mit Stress umgegangen. Die Stressbewältigung ist folglich von sozialen, erblich bedingten, emotionalen und kognitiven Ressourcen einer Person abhängig. Der individuelle Umgang mit Stress führt dann entweder zu einer belastenden oder einer nichtbelastenden Situation. Unterschieden wird zwischen einem positiven und einem negativen Stress. Während der positive Stress, auch Eustress genannt, zu hoher Motivation und Leistung führt, gilt der negative Stress, auch Disstress genannt, als erschöpfend und belastend.

Laut Rusch sind Männer öfter Stress ausgesetzt als Frauen, sofern sie das Gefühl von Kontrollverlust oder dem Verlust von Anerkennung verspüren. Frauen leiden besonders unter der Doppelbelastung von Privatleben und Arbeit. Während Frauen eher dazu neigen, Hilfe und Unterstützung in Anspruch zu nehmen, versuchen Männer auf eigene Weise mit belastenden Situationen umzugehen (vgl. Rusch 2019, S. 5ff.).

Stressmanagement

„Stressmanagement ist ein Sammelbegriff für ‚Stressmanagementmethoden', also für einzelne Methoden, die das Ziel haben, psychisch belastenden Stress zu verringern oder ganz abzubauen" (Rusch 2019, S. 8). Jene Methoden sind nicht genetisch bedingt, sondern können im Laufe des Lebens bewusst erlernt werden. Ist es dem Körper nicht mehr möglich mit Stress umzugehen, aufgrund fehlender Ressourcen, gelten Methoden zum erfolgreichen Umgang mit Stress als zielführend. Auch PsychotherapeutInnen setzen Methoden des Stressmanagements in ihrer Arbeit ein, um auf deren KlientInnen individuell eingehen und verschiedene Lösungsansätze bieten zu können (vgl. Rusch 2019, S. 8f.). Allgemein gibt es die unterschiedlichsten

Methoden zum Stressmanagement, welche für unterschiedliche Personen geeignet sind. Wichtig bei der Auswahl eines Konzeptes ist immer in Hinblick auf das Individuum zu entscheiden. Sowohl persönliche Eigenschaften, als auch privates Umfeld und beruflicher Kontext sollten miteinbezogen werden. Stressmanagement unterscheidet sich jedoch im Hinblick auf den Gesundheitszustand der jeweiligen Person. Während bei gesunden Personen als Methoden zum Stressmanagement achtsame Körperwahrnehmung, Sitzmediation und Yoga empfohlen werden, gelten für bereits belastete Personen andere Methoden als zielführend. Personen, welche bereits dem Stress am Arbeitsplatz ausgesetzt sind, wird beispielsweise Mediation, Atmungsübungen oder auch Zeitmanagement empfohlen (vgl. Günthner/Batra 2012, S. 185f.).

Stressmanagement bei Lehrkräften

Günthner und Batra beschreiben in ihrem Artikel zum Thema Stressmanagement auch speziell die Methoden des Stressmanagements für Personen im Gesundheitssektor. Wie bereits erwähnt, gilt das Engagement im Sozialbereich als risikobehaftetes Merkmal, welches zu Burnout führen kann. Günthner und Batra sprechen hierbei sogar von einem Überengagement. Jene erläutern, dass nicht nur die Person selbst, sondern auch Institute und Einrichtungen im selben Maße Verantwortung tragen und zu einem gesundheitsfördernden Klima beitragen müssten. Als Methoden zum Stressmanagement bei Personen im Sozialbereich werden beispielsweise Entspannungstrainings, Veränderung der Arbeitssituation oder auch Musizieren genannt. Besonders wirksam sollen jene Methoden bei regelmäßiger Wiederholung und Auffrischung sein (vgl. Günthner/Batra 2012, S. 186.).

Rudolf Kretschmann veröffentlichte 2012 ein speziell auf Lehrkräfte abgestimmtes Trainingsbuch zum Stressmanagement. In jenem Werk ist das breitgefächerte Arbeitsspektrum von Lehrkräften aufgeschlüsselt. Kretschmann gibt für diverse Bereiche des Berufes, aber auch für die Trennung von Privatleben und Beruf, Ratschläge. Laut der Ansicht von Kretschmann und Lange-Schmidt, wäre die Lebensfreude ein Aspekt, welcher speziell gegen Stress wirksam wäre. Man solle seinen Alltag bewusst mit Begegnungen und Situationen gestalten, welche einem selbst Freude bereiten. Des Weiteren schlägt er vor, aktiver Freundschaften und Beziehungen zu pflegen, oder auch vergessene Freundschaften wieder aufleben zu lassen. Genügend Schlaf und Ruhephasen müssten auch bewusster an Umsetzung finden. Individuelle Ressourcen würden bei der Bewältigung von belastenden Arbeitsalltagen helfen.

Unter Ressourcen fallen folgende Begriffe:

- Gesundheit und körperliche Verfassung
- Wahrnehmung von Lebensfreude

- Balance von Arbeit und Regeneration
- Unterstützendes soziales Umfeld

(vgl. Lange-Schmidt/Kretschmann 2012, S. 107).

Gesundheitsfördernde Schule

Unter der Gesundheitsfördernden Schule versteht man ein Konzept, welches ausgehend von Studien der WHO, zu einer allgemeinen Verbesserung der Qualität schulischer Institutionen, mittels systemantischer Vorgehensweise, führen soll. Gesundheit soll nun mehr keinen Sonderplatz in Schulen einnehmen, sondern in den alltäglichen Schulalltag integriert werden. Die Gesundheitsfördernde Schule richtet sich sowohl an Lehrkräfte, als auch an Schülerinnen und Schüler. Laut Paulus, welcher einen Artikel zu jenem Thema im Jahr 1997 verfasste, bräuchte die Ausreifung und ganzheitliche Durchführung jenes Konzeptes Zeit und vor allem Ausdauer (vgl. Paulus 1997, S. 41ff.). Elementare Aspekte einer gesundheitsfördernden Schule sind beispielsweise eine gesunde Ernährung, ein gutes Schulklima, Unterricht zum Thema Ernährung und auch die Gesundheit am Arbeitsplatz. Auch Angebote für psychologische Betreuung sollten vorhanden sein (vgl. Leurs et.al. 2005, S. 96).

Laut dem Bundesministerium würden daher auch die Lehrpläne gesundheitsfördernde Aspekte enthalten. Kompetenzen im Bereich der Gesundheit und Bewegung sollten den SchülerInnen vermittelt werden. Dazu gehören beispielsweise das Wissen und das Bewusstsein über Krankmacher, Ressourcen oder auch ein gesundheitsbewusstes Denken im Allgemeinen. Des Weiteren gelten Themen wie Gendersensibilität, Sucht- und Gewaltprävention und auch die Sexualpädagogik als wesentliche Aspekte einer gesundheitsfördernden Schule (vgl. Bundesministerium für Bildung 2016, S. 6ff.).

Präventionsmöglichkeiten und Zusammenfassung

Der Artikel unternahm den Versuch die gesundheitlichen Einbußen und Schwierigkeiten von Lehrerinnen und Lehrern zu verdeutlichen. Während Zeitungsberichte stets über die besorgniserregende Lage von Lehrkräften berichten, geben jene jedoch wenig Auskunft über mögliche Verbesserungen oder Anhaltspunkte. Allerdings verdeutlicht jener Artikel, dass die Stressforschung bereits nach gesundheitsfördernden und stressmindernden Lösungen forscht. Die LehrerInnengesundheit stellt einen elementaren Grundstein im Schulsystem dar und sollte daher nicht vernachlässigt werden. Broschüren der Krankenkasse und andere literarische Werke sollen den Lehrkräften als Hilfestellung dienen. ArbeitgeberInnen haben laut dem Arbeitsschutzgesetz die Pflicht, für die physische und psychische Gesundheit derer MitarbeiterInnen

10

aufzukommen. Daher tragen auch jene einen großen Part der Verantwortung in der LehrerInnengesundheit. Geeignete Ruheräume könnten den Lehrkräften als Rückzugsort zur Verfügung gestellt werden. Aufgrund der, im Gegensatz zu anderen Berufsgruppen, hohen Wahrscheinlichkeit, Burnout zu bekommen, wäre eine umfassende Aufklärung über ein erfolgreiches Stressmanagement und Burnout-Prävention von Bedeutung. Das Konzept der Gesundheitsfördernden Schule scheint als maßgeblicher Schritt in eine Richtung, welches ein Bewusstsein für die Wichtigkeit der Gesundheit schafft. Auch Mediationsangebote und Entspannungstrainings, wie von Günthner und Batra erwähnt, wären als positiv anzusehen. Jedoch gilt es nicht nur als Aufgabe der ArbeitgeberInnen für die Gesundheit zu sorgen. Die psychische und physische Gesundheit liegt auch maßgeblich in den Händen der Lehrkräfte selbst. Beispielsweise könnte, wie von Lange-Schmidt und Kretschmann vorgeschlagen, der Umgang mit den individuellen Ressourcen bewusster gestaltet werden. Folglich hängt die Gesundheit von Lehrkräften und somit auch ein erfolgreiches Schulsystem von vielfältigen Faktoren ab. Nur durch Zusammenarbeit und durch den Willen aller Beteiligten können belastende Arbeitsverhältnisse beseitigt und für die Gesundheit von Lehrkräften gesorgt werden.

Literaturverzeichnis

Bamberg, Eva (2000): „Psychische Belastungen: Begriffe und Konzepte". In: Badura, Bernhard/Litsch, Martin/Vetter, Christian (Hg.): *Fehlzeiten-Report 1999. Psychische Belastung am Arbeitsplatz.* Berlin Heidelberg: Springer Verlag, S. 45 – 57.

Böckelmann, Irina/Seibt, Reingard (2011): „Methoden zur Indikation vorwiegend psychischer Berufsbelastung und Beanspruchung - Möglichkeiten für die betriebliche Praxis". In: *Zeitschrift für Arbeitswissenschaft*, Volume 65, S. 205 – 222.

Bundesministerium für Bildung (2016): *Die gesundheitsfördernde Schule Gesundheitsförderungsmaßnahmen des BMB im Kontext der Rahmengesundheitsziele.* URL: http://www.schulpsychologie.at/fileadmin/upload/psychologische_gesundheitsfoerderung/DIE_GESUNDHEITSFOERDERNDE_SCHULE_UEberarbeitung2016_1_.pdf [01.05.2020].

Bundesministerium für Soziales, Gesundheit, Pflege und Konsumentenschutz (2018): *Beruf und Arbeitsbelastung.* URL: https://www.gesundheit.gv.at/leben/lebenswelt/beruf/gesundheit-arbeit/beruf-arbeitsbelastung [23.04.2020].

Burisch, Matthias (2006): *Das Burnout-Syndrom. Theorie der inneren Erschöpfung.* 3. Überarbeitete Aufl., Berlin Heidelberg: Springer Medizin Verlag.

Der Standard (2019): „Studie: 14 Prozent der Lehrer sind ausgebrannt". In: *Der Standard*, 18.10.2019. URL: https://www.derstandard.at/story/2000110063178/studie-14-prozent-der-lehrer-sind-ausgebrannt [21.04.2020].

Günthner, Arthur/Batra, Anil (2012): „Stressmanagement als Burn-out-Prophylaxe". In: *Bundesgesundheitsblatt - Gesundheitsforschung – Gesundheitsschutz*, Ausgabe 2, Berlin Heidelberg: Springer Nature, S. 183 – 189.

Holzinger, Andreas/Feyerer, Ewald/Grabner, Roland/Hecht, Petra/Peterlini, Karl Hans (2018): „Kompetenzen für Inklusive Bildung – Konsequenzen für die Lehrerbildung". In: Breit, Simone/Eder, Ferdinand/Krainer, Konrad/ Schreiner, Claudia/Seel, Andrea/Spiel, Christiane (Hg.): *Nationaler Bildungsbericht 2018. Österreich.* Band 2, Graz: Leykam, S. 63 – 98.

Klusmann, Uta/Waschke, Natalie (2018): *Gesundheit und Wohlbefinden im Lehrerberuf.* Göttingen: Hogrefe Verlag.

Knauß, Ferdinand (2013): „Das Elend der Lehrer". In: *WirtschaftsWoche,* 25.10.2013. URL: https://www.wiwo.de/politik/deutschland/schulpolitik-das-elend-der-lehrer/8984614-all.html [20.04.2020].

Lange-Schmidt, Ingrid/Kretschmann, Rudolf (2012): „Stressabbau durch Lebensfreude". In: Kretschmann, Rudolf (Hg.): *Stressmanagement für Lehrerinnen und Lehrer.* 4.Aufl., Weinheim und Basel: Beltz Verlag, S. 107 – 110.

Leurs, Mariken/Jansen, Maria/Schaalma, Herman/Mur-Veeman, Ingrid/De Vries, Nanne (2005): „The Tailored Schoolbeat-Approach: New Concepts for Health Promotion in Schools". In: Clift, Stephen/Bruun Jensen, Bjarne (Hg.): *The Health Promoting School: International Advances in Theory, Evaluation and Practice.* Kopenhagen: Danish University of Education Press, S. 87 – 106.

Lommer, Ingrig (2019): „Lehrerin erklärt, warum Schulen und Schüler so überfordert sind - und was helfen kann". In: *Focus Online,* 25.05.2019. URL: https://www.focus.de/familie/bildungsreport/praesidentin-des-bayerischen-lehrerverbands-praesidentin-des-lehrerverbands-lehrer-und-schulen-sind-ueberfordert_id_10733991.html [20.04.2020].

Nübling, Matthias/Wirtz, Markus/Neuner, Ralf/Krause, Andreas (2008): „Ermittlung psychischer Belastungen bei Lehrkräften — Entwicklung eines Instruments für die Vollerhebung in Baden-Württemberg". In: *Zentralblatt für Arbeitsmedizin, Arbeitsschutz und Ergonomie,* Volume 58, S. 312 – 313.

Neuner, Ralf (2012): *Psychische Gesundheit bei der Arbeit. Betriebliches Gesundheitsmanagement und Gefährdungsbeurteilung psychischer Belastung.* 2.Aufl., Wiesbaden: Springer Fachmedien Verlag.

Österreichische Gesundheitskasse (2020): *Burnout-Prävention für Lehrerinnen und Lehrer.* URL:https://www.gesundheitskasse.at/cdscontent/load?contentid=10008.731009&version=1578901301 [24.04.2020].

Paulus, Peter (1997): „Die Gesundheitsfördernde Schule und die Reform der Schule". In: *Journal für Psychologie,* 5 (3), S. 41 – 49.

RIS (2020): *Bundesgesetz über Sicherheit und Gesundheitsschutz bei der Arbeit (ArbeitnehmerInnenschutzgesetz – AschG).* URL: https://www.ris.bka.gv.at/GeltendeFassung.wxe?Abfrage=Bundesnormen&Gesetzesnummer=10008910 [23.04.2020].

Rusch, Stephan (2019): *Stressmanagement. Ein Arbeitsbuch für die Aus-, Fort- und Weiterbildung.* 2.Aufl., Berlin: Springer Nature.

Schaarschmidt, Uwe (2005): *Halbtagsjobber?* Weinheim und Basel: Beltz Verlag.

Schumacher, Lutz/Nieskens, Birgit (2012): „Einleitung". In: DAK-Gesundheit/Unfallkasse Nordrhein-Westfalen (Hg.): *Handbuch Lehrergesundheit Impulse für die Entwicklung guter gesunder Schulen.* 2.Aufl., Köln: Carl Link, S. 5 – 15.

Seiferling, Nadine (2020): „Belastung, psychische". In: Wirtz, Markus Antonius (Hg.): *Dorsch - Lexikon der Psychologie*. URL: https://m.portal.hogrefe.com/dorsch/belastung-psychische/ [21.04.2020].

Thal, Jürgen (2012): „Die gesundheitsfördernde Schule". In: Kretschmann, Rudolf (Hg.): *Stressmanagement für Lehrerinnen und Lehrer*. 4.Aufl., Weinheim und Basel: Beltz Verlag, S. 71 – 73.

Weiß, Sabine/Kiel, Ewald (2013): „Lehrergesundheit – Belastung, Ressourcen und Prävention". In: Marchwacka, Maria (Hg.): *Gesundheitsförderung im Setting Schule*. Wiesbaden: Springer Fachmedien, S. 347 – 364.

WHO   (1986):   *Ottawa   Charter   for   Health   Promotion*.   URL: http://www.euro.who.int/__data/assets/pdf_file/0006/129534/Ottawa_Charter_G.pdf?ua=1 [23.04.2020].

WHO   (1946):   *Constitution   oft   the   world   health   organisation*.   URL: https://apps.who.int/gb/bd/PDF/bd47/EN/constitution-en.pdf [23.04.2020].

BEI GRIN MACHT SICH IHR WISSEN BEZAHLT

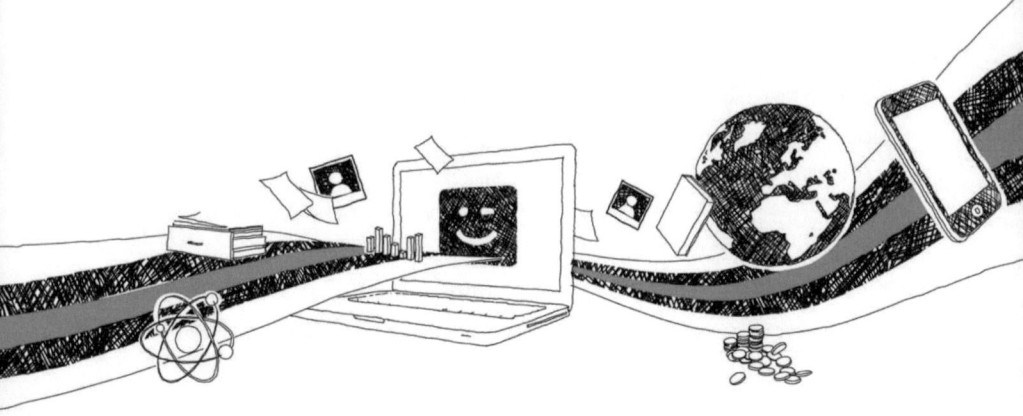

- Wir veröffentlichen Ihre Hausarbeit,
  Bachelor- und Masterarbeit

- Ihr eigenes eBook und Buch -
  weltweit in allen wichtigen Shops

- Verdienen Sie an jedem Verkauf

Jetzt bei www.GRIN.com hochladen und kostenlos publizieren

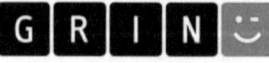